# 10分钟
# 高效减脂操

【日】森俊宪 著

范文 译

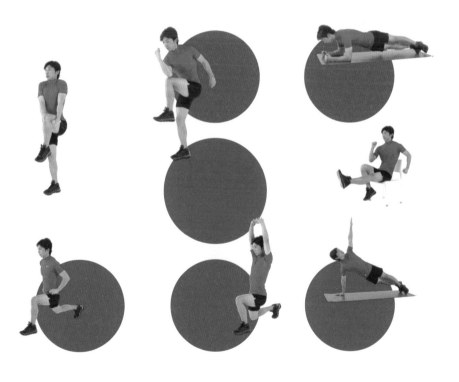

中国轻工业出版社

# 前　言

　　现代社会是一个多元化的社会，人们的工作、学习等也有了更多的方式，远程办公、网课学习等已经很常见，特别是突然暴发的新冠肺炎疫情，更是让我们的生活发生了翻天覆地的变化。

　　但总是宅在家里，对身体管理置之不理，肌肉力量就会持续衰退。在饮食方面，我想大家也经常在超市看到购买大量方便面的人吧？不运动还摄取大量碳水化合物，长此以往，不仅肌肉力量会衰退，身体也会囤积多余的脂肪。等回过神来，身形可能已经是松松垮垮。不用我多说，大家都知道，肥胖是引起各种生活方式病的重要原因。

　　而且老是待在家里不出门的话，不论是一个人生活，还是一家人一起生活，多多少少都会感受到一些压力吧？如果压力一直无法排解，身心健康也会受影响。

　　我经营一家主营"宅家健身指导"的网上会员俱乐部15年，到目前为止已经指导了1.6万多人"宅家健身"。本书精选了我的一些指导方法。这次我们的目标不是练出发达的肌肉，而是为了让长时间缺乏运动的大家：

· 排解压力
· 维持体力

这些动作强度不大，很轻松就能完成，也有利于大家长期坚持。

本书还会为大家介绍减糖专家大柳珠美老师的饮食建议。适量运动配合减糖饮食，你将会拥有健康的身体、良好的体形，同时还能释放压力。

我为大家介绍的都是一些简单有效的动作，不管你是独居还是和伴侣一起，或者是一大家子人，让我们都动起来吧。

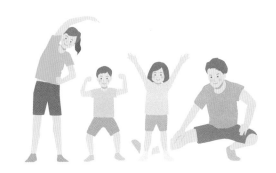

# 本书的使用方法

本书把 30 组动作分成 11 种类型进行介绍，按照不同的训练目标排列，大家可根据自身需求进行选择。

| | |
|---|---|
| **消除·预防疲劳**<br>**清心醒脑** | • 上下拉伸肩胛骨<br>• 肩颈运动<br>• 坐姿单侧脚后跟着地抱头侧体拉伸 |
| **补充运动不足·促进血液循环**<br>**激活全身** | • 交叉肘触膝高抬腿<br>• 侧身交替手触脚尖<br>• 十指相扣手心向上拉伸深蹲 |
| **集中注意力·加强深呼吸**<br>**提高工作效率** | • 坐姿深呼吸抬双腿<br>• 坐姿模拟跑<br>• 臀部悬空支撑 |
| **燃烧脂肪·加快新陈代谢**<br>**强化身体力量** | • 平板支撑<br>• 单臂支撑侧身转体抬手<br>• 站姿手臂躯干单腿与地面平行 |
| **调整生物钟**<br>**早上可以在床上完成** | • 胸腔运动<br>• 空中蹬自行车<br>• 单手撑地跪姿对角伸展 |

| 紧致小腹 | • 摩擦大腿至膝部仰卧起坐 |
| | • 下半身交替侧转平板支撑 |
| | • 平躺高抬腿 |

| 强健腰腿 | • 椅子深蹲 |
| | • 叉腰弓步蹲 |
| | • 双手合十两侧弓步蹲 |

| 局部保健<br>（胸部、腿部、臀部） | • 手肘手掌合拢上下移动 |
| | • 侧身单抬腿 |
| | • 臀桥 |

| 改善肩颈僵硬 | • 肩部拉伸 |
| | • 耸肩双手提大腿 |

| 改善腰痛 | • 早安式体前屈 |
| | • 大腿内侧拉伸 |

| 宅家有氧运动 | • 手心交替触膝 |
| | • 台阶运动 |

# 高效减脂操每日运动表

| 星期 | | 成员 | 训练目的、效果及所需时间 | 动作 1 |
|---|---|---|---|---|
| 工作日 | 周一 | 爸爸 | 强健腰腿、预防代谢性疾病<br>1组7～8分钟、每次2组 | 十指相扣手心向上拉伸深蹲<br>18页 |
| | 周二 | 全家 | 全身运动、加快新陈代谢<br>1组10～15分钟、每次2组 | 手心交替触膝<br>41页 |
| | 周三 | 夫妇 | 调整身体状态<br>1组7～8分钟、每次2组 | 肩部拉伸<br>37页 |
| | 周四 | 孩子们 | 享受运动并增强身体力量<br>1组7～8分钟、每次2组 | 侧身交替手触脚尖<br>17页 |
| | 周五 | 妈妈 | 增强身体柔韧性和延展性<br>1组7～8分钟、每次2组 | 大腿内侧拉伸<br>40页 |
| 休息日 | 周六 | 全家 | 全身运动、加快新陈代谢<br>1组10～15分钟、每次2组 | 坐姿深呼吸抬双腿<br>19页 |
| | 周日 | 夫妇 | 需要互相纠正或协助的动作<br>1组7～8分钟、每次2组 | 耸肩双手提大腿<br>38页 |

# 动作

一个人也好，一家人也罢，都能从高效减脂操中找到属于自己的乐趣。以下动作组合仅作为参考，熟练之后可以自由调整。

| 动作 2 | 动作 3 | 动作 4 | 动作 5 |
| --- | --- | --- | --- |
| 叉腰弓步蹲<br>32页 | 双手合十两侧弓步蹲<br>33页 | 摩擦大腿至膝部仰卧起坐<br>28页 | 臀部悬空支撑<br>21页 |
| 交叉肘触膝高抬腿<br>16页 | 站姿手臂躯干单腿与地面平行<br>24页 | 空中蹬自行车<br>26页 | 平板支撑<br>22页 |
| 上下拉伸肩胛骨<br>12页 | 肩颈运动<br>14页 | 坐姿单侧脚后跟着地抱头侧体拉伸<br>15页 | 早安式体前屈<br>39页 |
| 交叉肘触膝高抬腿<br>16页 | 十指相扣手心向上拉伸深蹲<br>18页 | 坐姿深呼吸抬双腿<br>19页 | 坐姿模拟跑<br>20页 |
| 手肘手掌合拢上下移动<br>34页 | 单手撑地跪姿对角伸展<br>27页 | 侧身单抬腿<br>35页 | 胸腔运动<br>25页 |
| 叉腰弓步蹲<br>32页 | 双手合十两侧弓步蹲<br>33页 | 单臂支撑侧身转体抬手<br>23页 | 台阶运动<br>42页 |
| 椅子深蹲<br>31页 | 下半身交替侧转平板支撑<br>29页 | 平躺高抬腿<br>30页 | 臀桥<br>36页 |

# 目　录

## Part 1
# 高效减脂操全部动作详解

# Part 2

# 在家办公、远程办公时代
# 让我们吃出健康

# Part 1

# 高效减脂操
# 全部动作详解

一个人、夫妻二人、全家一起都能做的高效减脂操
请根据自身实际情况，量力而行，坚持下去。

# 上下拉伸肩胛骨

**慢慢练习10次**

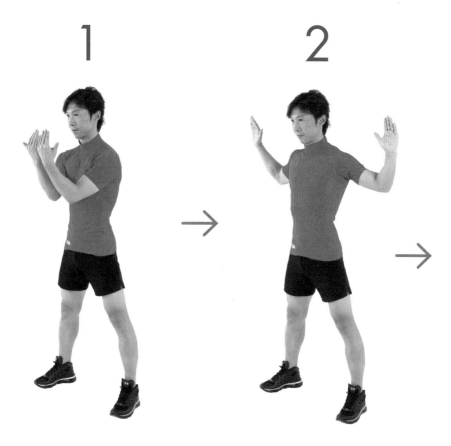

**1**

双肘弯曲，小指在胸前并拢。

**2**

边吐气边打开双臂。

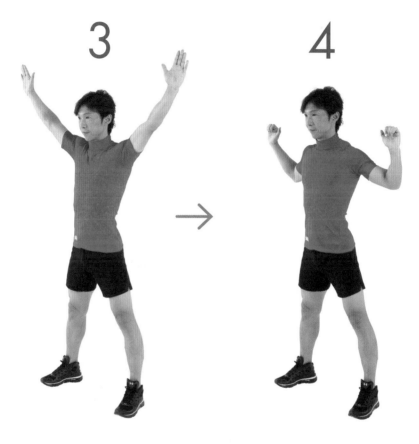

手臂自然弯曲，轻轻
握拳上下移动。

**要领：**

要以带动肩胛骨上下
移动为目标。

13

# 肩颈运动

### 左右分别缓慢练习2~3次

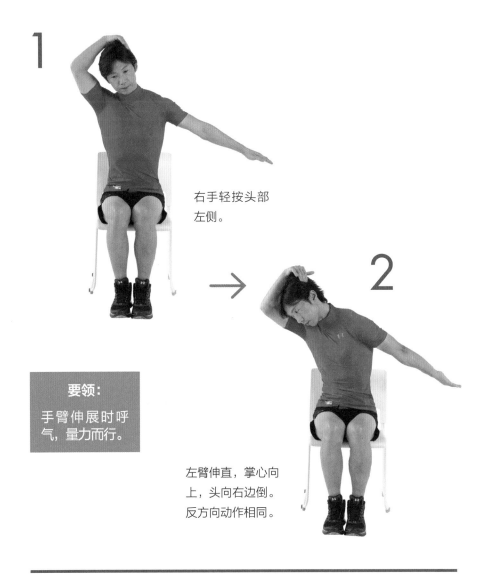

**1**

右手轻按头部左侧。

**要领:**
手臂伸展时呼气，量力而行。

**2**

左臂伸直，掌心向上，头向右边倒。反方向动作相同。

# 坐姿单侧脚后跟着地
# 抱头侧体拉伸

**左右分别缓慢练习2~3次**

**1**

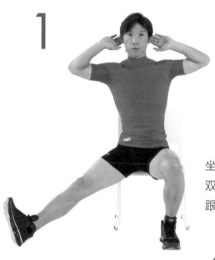

坐在椅子前端，双手抱头，右脚跟向外着地。

↓

**2**

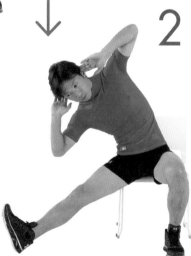

**要领：**

身体倾斜时缓慢吐气，身体恢复原位时缓慢吸气。全部动作都要顺"势"而为，不要用蛮力。

身体边向右倾斜边吐气，拉伸左侧，整个过程中保持背部挺直。反方向动作相同。

15

# 交叉肘触膝高抬腿

左右交替练习10次

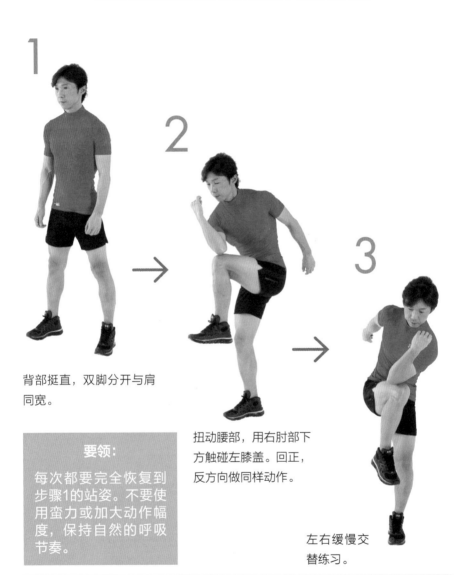

**1**

背部挺直，双脚分开与肩同宽。

**2**

扭动腰部，用右肘部下方触碰左膝盖。回正，反方向做同样动作。

**3**

左右缓慢交替练习。

**要领：**

每次都要完全恢复到步骤1的站姿。不要使用蛮力或加大动作幅度，保持自然的呼吸节奏。

# 侧身交替手触脚尖

左右交替练习10次

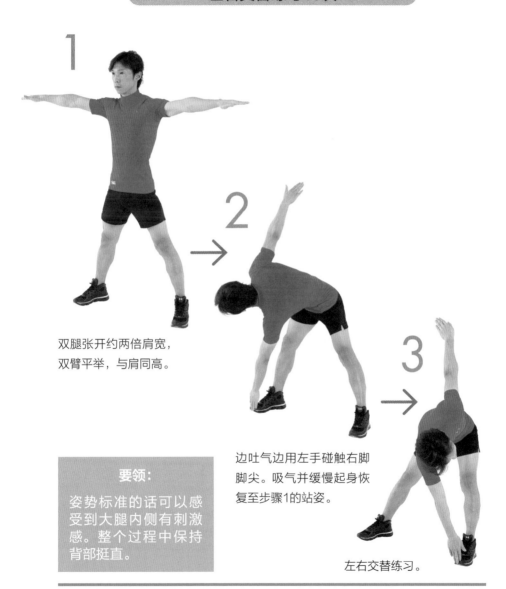

**1** 双腿张开约两倍肩宽，双臂平举，与肩同高。

**2** 边吐气边用左手碰触右脚脚尖。吸气并缓慢起身恢复至步骤1的站姿。

**3** 左右交替练习。

**要领：**
姿势标准的话可以感受到大腿内侧有刺激感。整个过程中保持背部挺直。

# 十指相扣手心向上
# 拉伸深蹲

## 左右分别练习10次

**1**

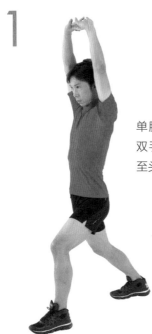

单脚向前跨一大步,
双手十指相扣,上举
至头顶,手心向上。

**2**

慢慢深蹲,呼吸保
持自然的节奏。反
方向重复同样动作。

**要领:**

整个过程中背
部要挺直。

# 坐姿深呼吸抬双腿

练习10次

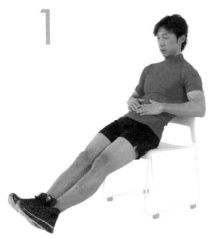

**1** 坐在椅子前端，将背部抵靠在椅背上。双手指尖相触放在小腹中间位置，双腿并拢伸直。

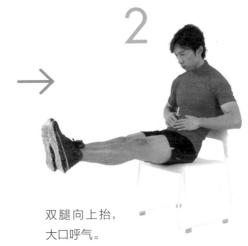

**2** 双腿向上抬，大口呼气。

**3** 双腿放下但不能接触地面。重复进行步骤2、3。

**要领：**

大口慢慢将气吐尽。

# 坐姿模拟跑

自己把握节奏，左右分别练习30~50次

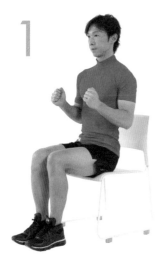

**1**

坐在椅子前端，腰背挺直，双手握拳。

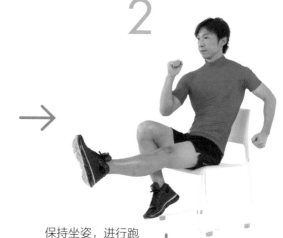

**2**

保持坐姿，进行跑步动作。

**要领:**

保持自然的呼吸节奏。

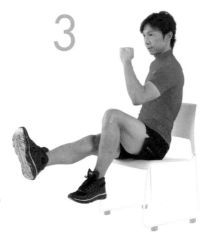

**3**

充分摆动手臂，左右交替进行。

# 臀部悬空支撑

重复5次，每次保持3秒

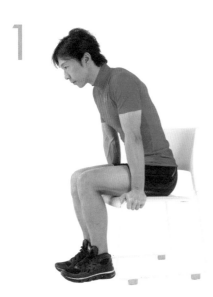

**1** 坐在椅子上，双手抓住椅子两侧。腰背保持挺直状态，上身稍微前倾，调整身体重心平衡。

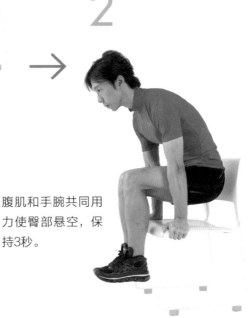

**2** 腹肌和手腕共同用力使臀部悬空，保持3秒。

**要领：**

不用过分追求悬空的高度，保持自然的呼吸节奏。

# 平板支撑

保持30秒

**1**

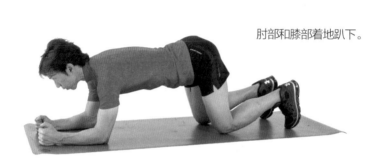

肘部和膝部着地趴下。

要领：

保持自然缓慢的呼吸，
注意不要塌腰驼背。

**2**

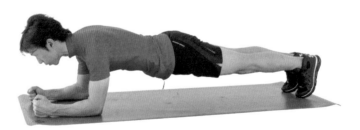

小臂承重，双腿伸直，
身体保持在一条直线上
静止不动。

# 单臂支撑侧身转体抬手

左右交替练习10次

**1**

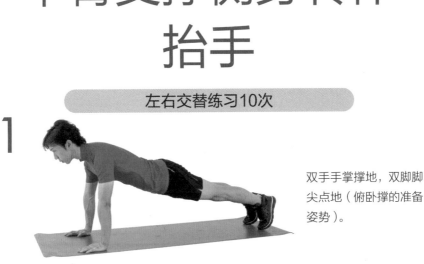

双手手掌撑地，双脚脚尖点地（俯卧撑的准备姿势）。

**2**

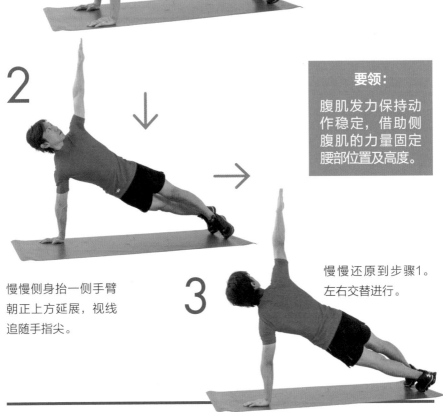

**要领：**
腹肌发力保持动作稳定，借助侧腹肌的力量固定腰部位置及高度。

慢慢侧身抬一侧手臂朝正上方延展，视线追随手指尖。

**3**

慢慢还原到步骤1。左右交替进行。

# 站姿手臂躯干单腿与地面平行

左右交替练习10次

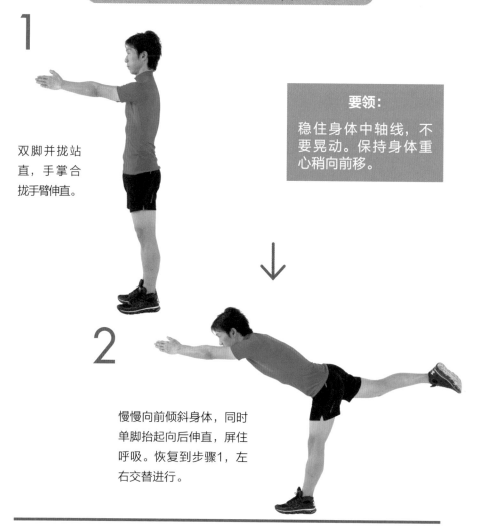

**1**

双脚并拢站直，手掌合拢手臂伸直。

**要领：**

稳住身体中轴线，不要晃动。保持身体重心稍向前移。

↓

**2**

慢慢向前倾斜身体，同时单脚抬起向后伸直，屏住呼吸。恢复到步骤1，左右交替进行。

# 胸腔运动

左右分别练习10次

**1** 面朝左躺下,双膝弯曲,双臂在胸前伸直。

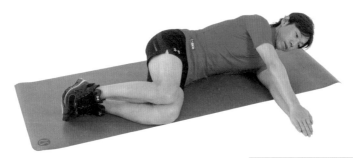

**要领:**

手心朝向天花板,充分打开胸腔。手臂往后时稍微向斜上方拉伸效果更好。下半身稳住不动。

**2** 双臂保持伸直状态,右臂往后方移动,充分打开胸腔。慢慢恢复到步骤1,重复练习10次。反方向动作相同。

# 空中蹬自行车

左右交替练习10次

**1**

仰卧屈膝，双手放在头部下方。

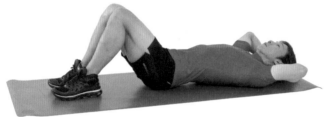

**要领：**

不要使用蛮力，交替动起双腿。腹部发力，有意识地锻炼腹肌。

**2**

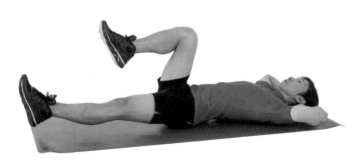

抬腿与膝盖成90度角，双腿不停轮流向前伸直。

# 单手撑地跪姿
# 对角伸展

左右交替练习10次

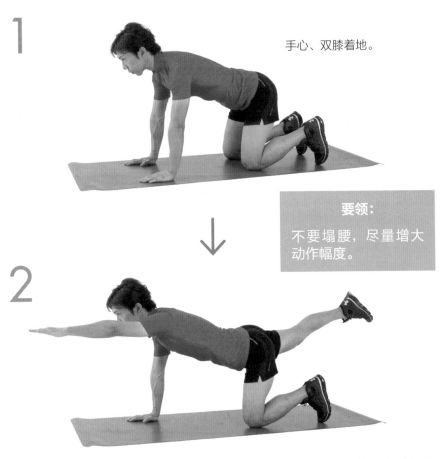

1

手心、双膝着地。

**要领:**

不要塌腰,尽量增大动作幅度。

2

同时抬起不同侧的手臂和腿,尽量使手臂、躯干和腿成一条直线,眼睛直视前方。左右交替进行。

# 紧致小腹

# 摩擦大腿至膝部
# 仰卧起坐

## 做10次

1

保持仰卧屈膝姿势。

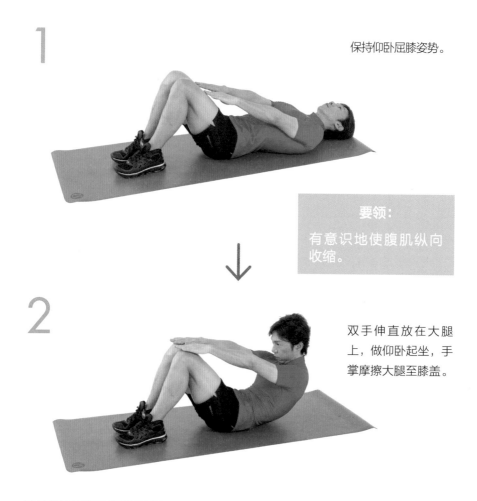

要领:

有意识地使腹肌纵向收缩。

2

双手伸直放在大腿上，做仰卧起坐，手掌摩擦大腿至膝盖。

# 下半身交替侧转平板支撑

左右分别保持30秒

**1**

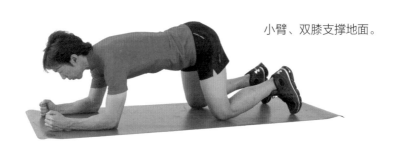

小臂、双膝支撑地面。

**要领：**

靠近地面的侧腹肌发力保持身体静止，同时保持自然的呼吸节奏。

**2**

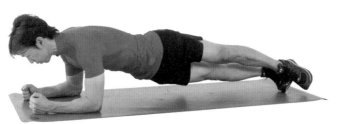

小臂支撑地面发力，双膝离地扭转下半身，侧腹肌发力保持身体静止。反方向动作相同。

# 平躺高抬腿

缓慢练习10次

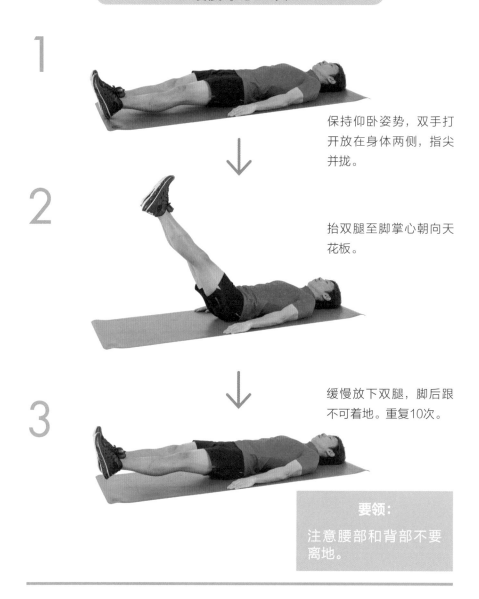

1 保持仰卧姿势，双手打开放在身体两侧，指尖并拢。

2 抬双腿至脚掌心朝向天花板。

3 缓慢放下双腿，脚后跟不可着地。重复10次。

**要领：**

注意腰部和背部不要离地。

# 椅子深蹲

做10次

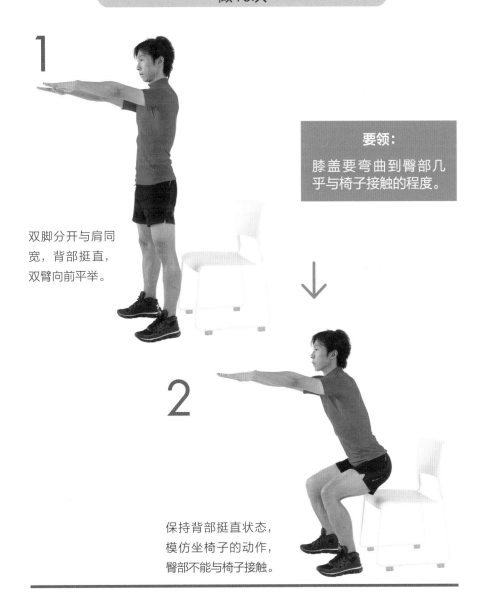

**1** 双脚分开与肩同宽，背部挺直，双臂向前平举。

**要领：**
膝盖要弯曲到臀部几乎与椅子接触的程度。

**2** 保持背部挺直状态，模仿坐椅子的动作，臀部不能与椅子接触。

# 叉腰弓步蹲

## 左右交替练习10次

**1**

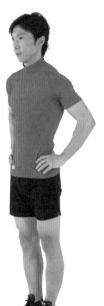

双脚并拢站直，双手叉腰。

要领：
不要使用蛮力。

→

**2**

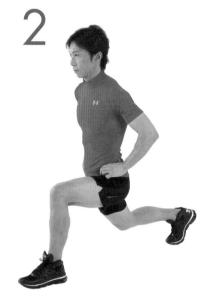

单脚向前大跨步，膝盖弯曲，大腿与地面平行，背部保持挺直状态，身体尽量向下压。动作恢复到步骤1，左右交替进行。

## 强健腰腿

# 双手合十两侧弓步蹲

左右交替练习10次

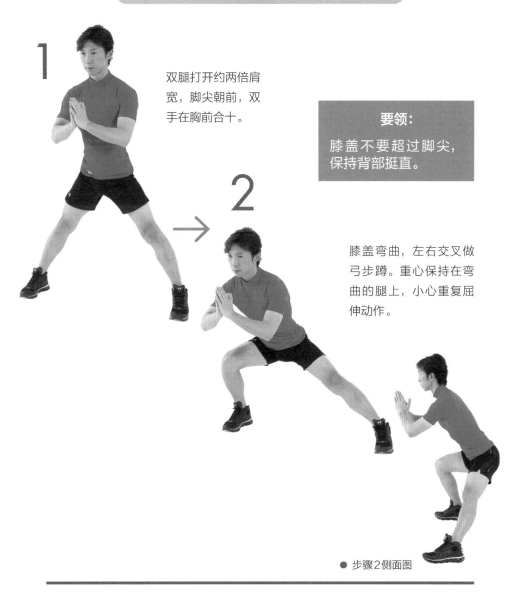

**1** 双腿打开约两倍肩宽，脚尖朝前，双手在胸前合十。

**要领：**
膝盖不要超过脚尖，保持背部挺直。

**2** 膝盖弯曲，左右交叉做弓步蹲。重心保持在弯曲的腿上，小心重复屈伸动作。

● 步骤2侧面图

# 手肘手掌合拢
# 上下移动

做10次

**要领：**

全程都要绷紧身体，注意双肘一直是并拢状态。

1

双肘在胸前并拢，双手合十。

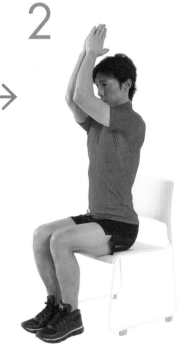

2

左右手发力挤压的同时慢慢抬起双肘。还原成步骤1时也要保持动作缓慢。

# 侧身单抬腿

左右分别练习10次

**1**

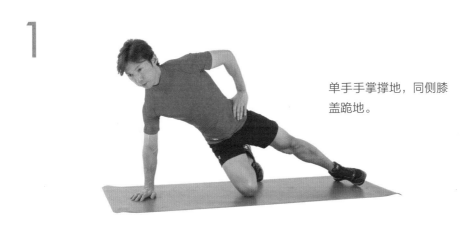

单手手掌撑地，同侧膝盖跪地。

**要领：**

跪地，膝盖尽量与地面垂直。

**2**

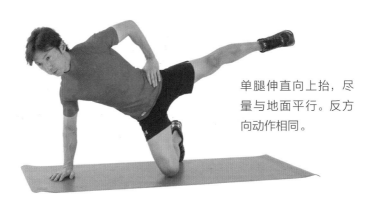

单腿伸直向上抬，尽量与地面平行。反方向动作相同。

35

# 臀桥

做10次

**1**

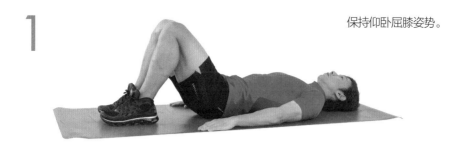

保持仰卧屈膝姿势。

**要领：**

切忌弯腰驼背。脚后跟踩地发力锻炼臀部肌肉，手掌着地调整身体平衡。

**2**

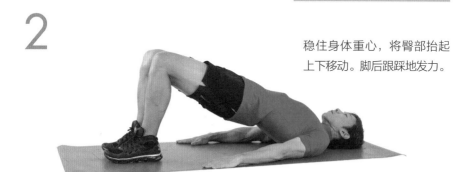

稳住身体重心，将臀部抬起上下移动。脚后跟踩地发力。

# 肩部拉伸

分别向前、后各绕10次

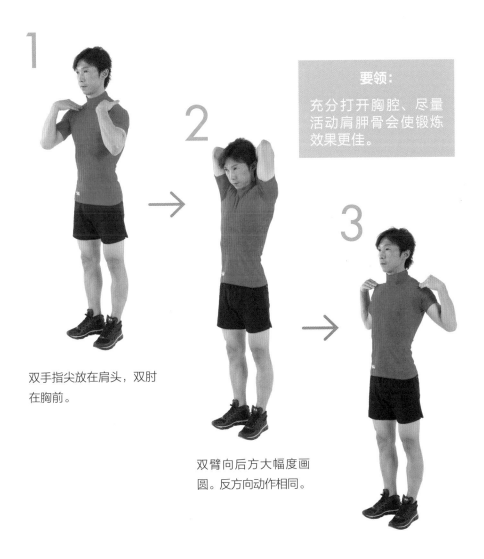

要领：

充分打开胸腔、尽量活动肩胛骨会使锻炼效果更佳。

双手指尖放在肩头，双肘在胸前。

双臂向后方大幅度画圆。反方向动作相同。

# 耸肩双手提大腿

## 左右分别练习10次

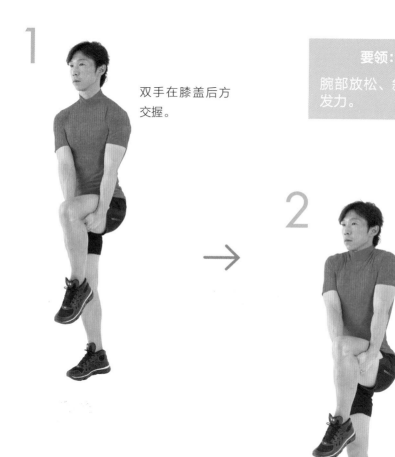

**1**

双手在膝盖后方交握。

**要领：**
腕部放松、斜方肌发力。

**2**

耸肩向上提大腿，反方向动作相同。

# 早安式体前屈

做10次

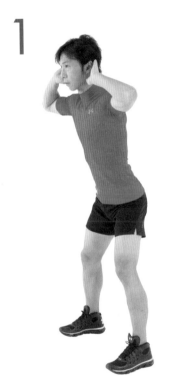

**1**

双脚打开与肩同宽，
双膝稍微弯曲。

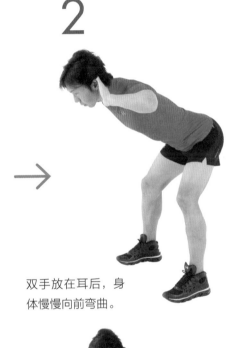

**2**

→

双手放在耳后，身
体慢慢向前弯曲。

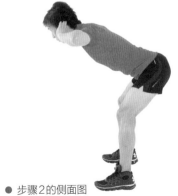

● 步骤2的侧面图

**要领：**

下半身稳住，动作缓慢
进行。充分刺激腰部肌
肉，尽量加大动作幅度。

# 大腿内侧拉伸

左右分别练习10次

**1**

单脚放在椅子上，
脚尖朝上。

**要领：**

为了不让骨盆外扩，要
注意让椅子边缘和骨盆
保持平行。

→ **2**

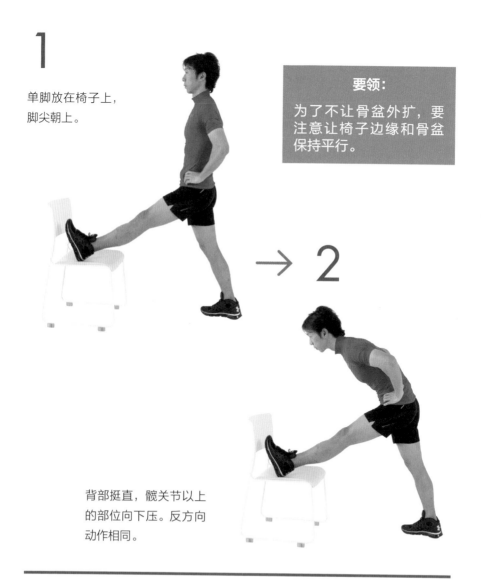

背部挺直，髋关节以上
的部位向下压。反方向
动作相同。

40

# 手心交替触膝

左右交替练习20～40次

双脚打开与腰
同宽。

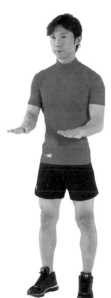

要领:
上半身不要前倾
和晃动。

→ 2

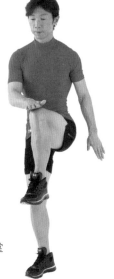

背部挺直高抬腿,
保持节奏,以手掌
触对角膝盖。

# 台阶运动

根据自己的情况持续5~10分钟

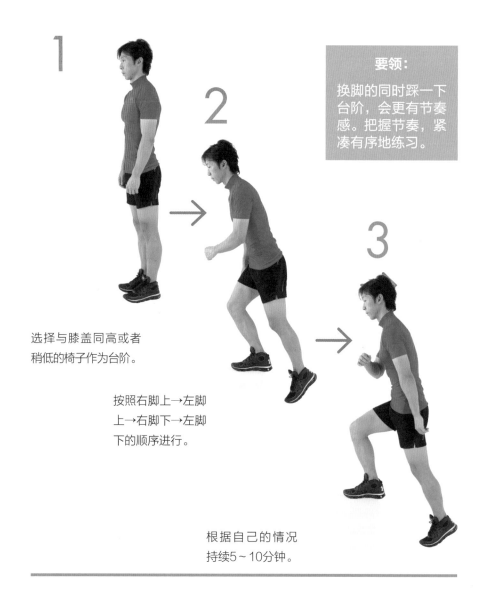

**1**

选择与膝盖同高或者
稍低的椅子作为台阶。

**2**

按照右脚上→左脚
上→右脚下→左脚
下的顺序进行。

**3**

根据自己的情况
持续5~10分钟。

**要领：**
换脚的同时踩一下
台阶，会更有节奏
感。把握节奏，紧
凑有序地练习。

42

# 与新冠病毒共生的时代

首先，我们来思考一下运动的意义。运动最直接的效果是紧致全身，此外还有通过减掉最让人头疼的腰腹赘肉及改善"蝴蝶臂"来调整体形的作用。我想提醒大家注意的是"千万不要勉强"。在这本《10分钟高效减脂操》中，我特意为大家选择了一些难度不大但效果很好的动作，无论你是一个人还是和伴侣或者一家人一起，都能从中找到适合的动作。希望大家把享受运动过程、坚持运动下去作为第一要务，不要有任何负担。

毫无疑问新冠病毒已经改变了我们的生活方式，接下来我们还要继续注意不能"密闭""密接""密集"，确保安全的社交距离。实际上，许多人已经开启了在家办公、远距离办公的模式。随着在家时间越来越多，我们会感受到一些在办公室工作时不曾感受到的压力，也会因运动不足而导致肌肉力量下降，所以更需要注意身体健康。

保持健康很重要的一环是饮食。本书的第二部分会通过营养师大柳珠美老师的饮食建议，为大家详细介绍减糖（这里的

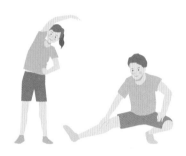

"糖"指"碳水化合物",减糖就是减少碳水化合物的摄入)饮食。随着宅家时间越来越多,动起来的机会也越来越少,这就意味着消耗掉的热量会变少。如果还保持和以前一样的饮食习惯,身体就会不知不觉囤积过多的脂肪。我们保持健康最重要的两点是控制碳水化合物的摄入及充分摄取蛋白质。不过,这也要和运动一样注意适度原则,否则就会因过度节食而产生压力。希望大家能通过本书学到有益于每天生活的、能轻松持续下去的减糖方法。

# Part 2

# 在家办公、远程办公时代
# 让我们吃出健康

宅家时间增多，活动量减少，消耗的热量也会随之变少。

在这种情况下，一定要注意在饮食中不能过多摄取碳水化合物。

为解决这个问题，减糖显得尤为重要。

本书将为你介绍如何做到轻松减糖并卓有成效。

**监修：大柳珠美（营养师）**

# 大量摄取碳水化合物会让你的身体发生这些变化

　　大家想想自己的饮食，是不是更偏向于米饭、面条以及其他面粉类食品等富含碳水化合物的食物，或者是经常用从超市买来的方便面或意面等迅速填饱肚子？

　　如果一直吃富含碳水化合物的食物和各种加工食品，我们的身体会有什么变化呢？最明显的，应该就是肥胖了。

　　室外活动减少了，身体消耗的热量少了，多余的热量就会以脂肪的形式储存起来，进而导致肥胖。

　　一旦发胖，受饮食方式的影响，有的人一个月左右就会得高血压。血压一升高，有的人就会急忙减少盐的摄入量，但在这种情况下，与其说摄入盐过多导致高血压，不如说脂肪细胞中的低密度脂蛋白含量过高才是元凶。

　　除此之外，如果每天摄取的加工食品中含有大量过氧化脂质，也有可能引起过敏。

　　人体经常会发生炎症，一旦成为过敏体质，各种症状也会恶化。即使没有恶化，过敏造成的瘙痒、肿痛等也会让人备受困扰。

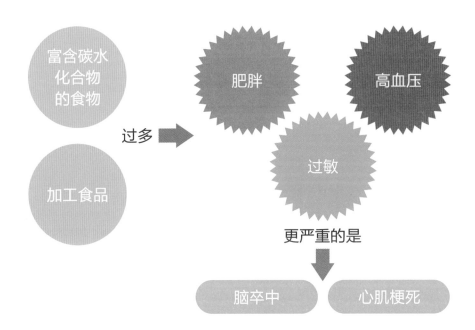

恶性连锁反应

富含碳水化合物的食物

加工食品

过多

肥胖

高血压

过敏

更严重的是

脑卒中

心肌梗死

更可怕的还在后面。如果炎症发生在血管内部，就会成为动脉硬化的导火索，随着血液黏稠度增高，出现脑梗死等脑卒中疾病和心肌梗死的危险性也会增加。

因此，大量摄取富含碳水化合物的食物以及各种加工食品的饮食习惯，是生活方式病的最大诱因。

偶尔食用加工食品可以缓解压力，因此也不需要绝对避免。但是一旦它成为日常饮食的选择，身体就极有可能出现问题。

# 为何当下需要减糖

所谓减糖饮食，就是在日常饮食中要减少碳水化合物的摄入，或者以其他食物代替主食来获得饱腹感的饮食方式。

为什么当下要提倡减糖饮食呢？关键问题在于"餐后高血糖"。

"餐后高血糖"就是指吃完饭后血糖值会快速升高。血糖值一升高，身体中的胰岛素就会把葡萄糖送入细胞，转化成能量。要警惕被称为"肥胖激素"的胰岛素，它会把多余的葡萄糖转化成脂肪储存起来，脂肪的堆积最终会导致肥胖。

如果你消耗的热量不如以前，并且体内还囤积了脂肪，那么减糖可以使你通过消耗自身的脂肪来获得足够的能量。反过来也可以这样说，通过减糖能够更迅速地消耗掉体内多余的脂肪。

在一顿饭中，碳水化合物含量多到能够让血糖值迅速上升的东西是什么呢？你没猜错，正是主食。因此，推荐大家选择减糖饮食。

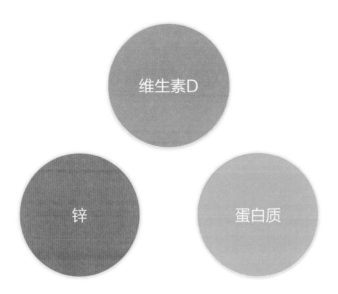

**与免疫力息息相关的因素**

维生素D

锌

蛋白质

　　随着新冠疫情的传播，人们越来越关注免疫力的问题，调节免疫力最不可缺少的营养素就是蛋白质。还有研究表明维生素D和锌也有助调节免疫力。

　　这些营养素需要从各种各样的菜品中获取，而不能只依靠主食。

　　现在人们最需要关注的是营养均衡，在此基础上，基于自身的活动量和消耗的热量来适量补充碳水化合物，才是理想的饮食方式。

# 通过减糖来瘦身的原理是什么

当你实施减糖饮食后，尽管摄取了足够多的鱼类、肉类等，也不会发胖。并且，只要能保证消耗的热量和摄取的热量大致持平，快则一周、慢则两周左右，基本上所有的实施者都能减重。

让我们来梳理一下为何能减重。

当身体消耗热量时，会燃烧两类原料。一类是脂肪，一类是糖原。

平日里，身体就储存了较多脂肪，一般情况下是通过燃烧脂肪来维持热量消耗的。而对于糖原的储备则较少，糖原可以理解成是为了能在马拉松比赛中做最后冲刺而预留的燃料。

不过，当你大量摄入富含碳水化合物的零食和饮料时，血糖值就会快速上升，这时身体会优先燃烧糖原，再没空理会脂肪了。其结果就是导致脂肪不断堆积。

那反过来，只要在日常饮食中通过减糖来防止血糖值快速升高，身体就会积极地把脂肪当作燃料使用，自然而然身体中的脂肪含量就会下降。

还有一点需要提醒大家注意的是，人在进食的同时身体也在消耗热

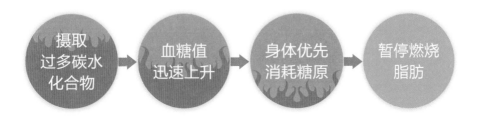

脂肪为何会堆积

摄取过多碳水化合物 → 血糖值迅速上升 → 身体优先消耗糖原 → 暂停燃烧脂肪

量，与富含碳水化合物和脂肪的食物相比，摄取富含蛋白质的食物明显会消耗身体更多的热量。

所谓减糖饮食，就是以富含蛋白质的食物来代替主食，因此较之以前的饮食方式，减糖饮食会使人在用餐时消耗更多的能量。

减糖饮食的基本原理就是，唤醒身体原本的能量代谢机制，轻轻松松塑造健康体形。

只是要强调一点，如果你摄入的热量明显多于消耗的热量，体重当然就不会减轻了。因此想要通过减糖饮食来瘦身的你，还需要综合评估目前自己的活动强度、运动量和饭量等因素。

# 需要减糖的人和不需要减糖的人

　　我认为无论男女老少都应该尝试上文提到的、能够从各种食材中获取丰富营养的减糖饮食。之所以这么做是因为我们的身体并不能储存营养。

　　你要是想着一天到晚也没出门，不如早饭就免了吧，只吃两餐就行啦，这样的想法是不妥的。需要提醒你的是，长此以往，会造成营养不良、肌肉力量下降、免疫力低下等问题，进而增加身体患病的风险。

　　特别是在疫情期间，更需要调节免疫力、运动量至少要能维持肌肉不流失，因此也更应该注意一日三餐营养均衡。

　　不过，也有一部分人需要在日常营养摄取的基础上再额外补充碳水化合物。除了运动员以及别的在生活工作中运动量大的人群以外，生长发育期的儿童、因身材偏瘦需要增加体重的成年人等，也需要保证每天碳水化合物的摄入量。

　　但是不管怎么说，从方便面、零食、高糖饮料等饮食中获取碳水化合物都是不明智的。我建议大家通过食用既能提供碳水化合物又含有其他多种营养素的谷薯类食物来补充热量。

同时需要注意，热量已经以脂肪的形式在体内储备充足的肥胖人群、绝经后新陈代谢减慢的妇女等，日常生活中不需要额外补充热量。

因此一家人一起吃饭时，也要根据每个人的具体情况，通过调整碳水化合物的摄入量来调整其摄取的热量。

**以下人群实施减糖饮食需谨慎**

因糖尿病正在口服格列本脲、格列美脲等降糖药或者注射胰岛素的人群，一定要在医生的指导之下实施减糖饮食，因为减糖饮食能迅速改善血糖值高的状况，有引起低血糖的风险。此外，当患有功能性低血糖的人群重度依赖碳水化合物时，说明身体转换碳水化合物的机能下降。为避免引起低血糖，实施减糖饮食需谨慎。

# "减肥就不能吃饱"是错误观念

一提到减糖饮食，很多人都以为是一种"这不能吃、那不能吃、吃还不能多吃"的饮食方式，其实根本不是。与传统的饮食模式相比，减糖饮食反而能通过选择各种各样的菜品，让你能吃得心满意足。

这里提到的"菜品"是指肉蛋鱼类和大豆制品。以这些富含蛋白质的食材为主，再搭配时令蔬菜、菌菇类、海藻类等，合理安排膳食。

有许多人在进行节食瘦身时，总是在意"吃肉会让人发胖，脂肪会让人长膘"，所以选择只吃蔬菜，认为这样就能避免摄取脂肪，这是大错特错的。

蛋白质能帮助人们维持肌肉和力量，在消化吸收的过程中还能消耗掉更多的热量，是需要充分摄取的营养素。而脂肪是形成人体细胞膜的主要成分，比起控制脂肪摄入量，更重要的是要懂得如何选择优质的脂肪。（具体请参考60～61页）

接下来我为大家介绍一个减糖饮食的范例，相信大家看了就能明白什么是"只吃菜就能吃饱"。

首先来一份富含蛋白质的主菜，100克猪肉与蔬菜一起炒。

**比如这样的菜单**

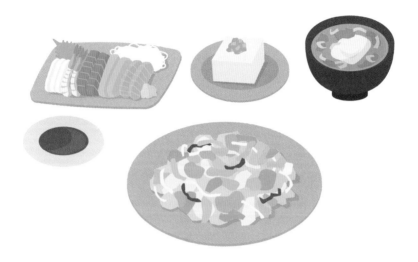

　　再搭配一份大约100克的刺身、一碗加了豆腐或者鸡蛋的味噌汤。如果觉得吃不饱，可以在此基础上再加入膳食纤维丰富或是热量较低的食材来增加菜量，比如菌菇类、海藻类、豆芽等。

　　一顿饭中碳水化合物的摄取量最好控制在10～20克。不过，新鲜的水果、蔬菜等碳水化合物含量都不算太高，所以采取以菜品为主的饮食方式，自然而然就会摄取较少的碳水化合物。

　　大家也无须精确计算碳水化合物的摄入量，就从常换常新、丰富多彩的菜品来开启减糖饮食计划吧。

# 补充蛋白质时一定别忘了选择鱼类

进行减糖饮食时，一般来说，选择富含动物性蛋白质的肉类和鱼类作为主菜的情况较多。因此牛排、汉堡、香煎鸡肉、烤肉、烤鱼等也还可以吃，只是要少吃或不吃火腿、香肠、培根等加工肉类食品。

它们虽适合保存又便于烹饪，能为大家节省不少时间，但这些加工食品中除了含有蛋白质，还含有盐和各种添加剂，所以只可偶尔"宠幸"。

如果追求方便快捷的话，推荐大家试试青花鱼罐头。

鱼油中的EPA、DHA（EPA和DHA都是人体所必需的不饱和脂肪酸，在鱼油中含量比较多）不仅可以预防各种生活方式病，还有助燃烧脂肪、调节肠道菌群、抑制过敏等炎症反应，并且有研究表明以上两种物质有助缓解精神压力。此外，鱼类中富含的营养素，也是背负着各种压力的现代人不可或缺的。

需要注意的是，鱼肉中含有丰富的维生素D。

维生素D是调节身体免疫力必不可少的营养素，缺乏维生素D可能会使牙齿和骨骼变得脆弱，导致钙质在血管中沉着，从而增加动脉硬化的风险。

**多吃鱼类**

维生素D

EPA

DHA

　　维生素D存在于部分天然食物中，还可以由人体皮肤在阳光（紫外线）照射下自然合成，因此经常晒太阳也是补充维生素D的好方法。

　　因为干木耳和干香菇在制作过程中会受到长时间的、充足的阳光照射，所以也含有维生素D，但是论含量鱼肉还是占有压倒性的优势。

　　一提到补充蛋白质，很多人马上会想到蛋白粉。这里我要提醒大家的是，不要忘记多吃鱼类，因为它不但富含蛋白质，也与能和绝大部分传染病抗衡的免疫力息息相关。

# 鱼罐头便宜美味，不过也要当心哟

　　我之所以建议大家在选择蛋白质类食材时多考虑鱼类，除了含量丰富之外，还有一个理由是做起来方便。

　　当你打算做一道肉菜时，炸鸡、炸肉饼、生姜烧肉等都是需要好几道工序的。

　　在家庭日常食谱中，鱼类是便于料理、易于保存的食材。

　　像盐渍鲑鱼、对半切开的青花鱼、干竹荚鱼和柳叶鱼等都可以直接冷冻保存，吃的时候拿出来烤一下就可以了。另外，银鱼干和新鲜银鱼也可以冷冻起来。

　　像木鱼花和小沙丁鱼干之类的干货能够常温保存，也非常适合囤货。木鱼花可以像沙拉酱一样在豆腐块儿上放满满一大勺，也可以拌盐渍青梅肉作为蘸酱搭配水煮鸡肉。小沙丁鱼干拌焯水蔬菜的味道和口感也很不错。

　　家中也可备一些既方便又有营养的鱼罐头。如果介意罐头里的盐和糖的话，可以把鱼肉用水稍微煮一下。当然最重要的还是通过搭配美味可口的菜品，把减糖饮食坚持到底。

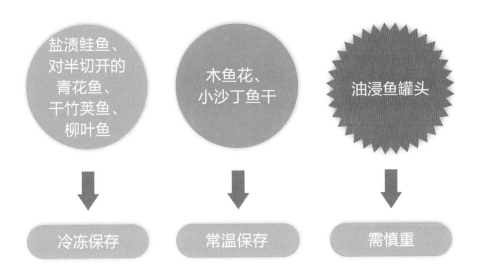

方便快捷易储存

盐渍鲑鱼、对半切开的青花鱼、干竹荚鱼、柳叶鱼 → 冷冻保存

木鱼花、小沙丁鱼干 → 常温保存

油浸鱼罐头 → 需慎重

如今市面上有各种各样的调味鱼罐头，还有鱿鱼、扇贝等海鲜产品的加工罐头，只要料理时不使用罐头里的汤汁就不必担心摄入过多糖和盐的问题了。

如果觉得酱油煮青花鱼罐头及味噌煮青花鱼罐头中的盐太多，也可以取出鱼肉用水稍微洗一下，再用厨房纸擦干即可。

在这些方便快捷的鱼罐头中，最需要注意的是用油浸泡的鱼罐头。这类罐头基本上使用的都是色拉油。油的品质不一，有些食用后可能会引发炎症，因此应当尽量避免。

如果实在想吃，最好选择用富含不饱和脂肪酸的、不易氧化的橄榄油做的油浸鱼罐头。还有金枪鱼罐头，选择非油浸的也比较安全。

# 是时候重新审视对脂肪的摄取了

减糖饮食对脂肪不仅没有严格限制,还将其当成代替碳水化合物的热量来源,鼓励积极摄取。只是现在在市面上食用油的质量参差不齐,所含的脂肪酸也大不一样,有些对人体有益,有些对人体有害,一定要多加注意。

大家最应该避开的是反式脂肪酸。国际社会已经广泛认识到,过量摄取作为黄油和猪油替代品的、人工合成的反式脂肪酸,会增加诱发心脏病和各种生活方式病的概率。

反式脂肪酸常见于切片吐司、甜面包、烤制点心、速食咖喱以及油炸快餐食品中。如果经常吃这些"垃圾食品",不但会摄入过量碳水化合物,还会在不知不觉中摄入过量反式脂肪酸。

每天考虑吃啥实在让人大伤脑筋,有时候图方便有人会忍不住选择打开就能吃的熟食,以及方便快捷的便当。但制作这些食物大多使用的都是便宜的植物油。

这些植物油中亚油酸的含量很高,它最大的问题是易于氧化,产生过氧化脂质。研究表明过氧化脂质有能诱发癌症和过敏等炎症反应、抑制免疫力、降低人体对疾病的抵抗力等问题。

## 家庭用油小百科

在家做饭时不使用主要成分是ω-6脂肪酸（亚油酸）的植物油。

推荐选择品质优良、富含ω-9脂肪酸（油酸）的橄榄油。

如果要吃油炸食品或便当，可以搭配一些使用富含ω-3脂肪酸（α亚麻酸）的亚麻子油调味的生食，或者是添加一道富含ω-3脂肪酸（EPA、DHA）的鱼类料理来平衡营养。

如果实在没办法不用便宜的植物油，平时要有意识地多吃富含具有抗氧化作用的胡萝卜素和多元酚的东西，比如黄绿色蔬菜、海藻类、浆果类和抹茶等。

食用油最好选择富含油酸而不是亚油酸的橄榄油。没有漂白过的椰子油和亚麻子油等也是不错的选择。但是让亚麻子油受热而氧化实在太可惜了，建议把它加入饮品中或者淋在沙拉上直接食用。

建议通过吃鱼类、芝麻和坚果等来补充脂肪，而不是便宜的植物油之类的食用油，这样做能降低摄入过氧化脂质的风险。同时，有意识地补充一些黄绿色蔬菜、海藻类、浆果类和抹茶等，既好吃又抗氧化，更是一举两得。

# 巧妙地从冷冻食品和干货中摄取必不可少的膳食纤维

可能有人会认为实施减糖饮食后，食用的谷薯类减少了，容易造成膳食纤维摄入不足，对此大可不必担心。因为减糖饮食的食谱中有蔬菜、海藻类、魔芋、菌菇类等各种富含膳食纤维的食材。

而且蔬菜和海藻类还能提供各种抗氧化成分，比如天然色素、黏液成分及苦味成分等，是一举多得的方便食材。大家可以将其巧妙地冷冻或晒干保存，从中汲取丰富的营养。

说起方便储存的宝藏食材，就不得不提到海藻类。它们吃法多样，有海带丝、琼脂条、烤海苔、薄切醋渍海带丝等，用途又多又方便快捷，随手捏一小撮加在味噌汤里就能使汤更加美味可口。

魔芋粉和魔芋面等也易于保存。如今市面上"0糖""无糖"及"减糖"类产品琳琅满目，为餐桌增加了不少选择。菌菇类富含$\beta$-葡聚糖，有助提升机体代谢速率、改善机体免疫功能，是维持人体健康不可或缺的食物。

保存菌菇类最好的方式是冷冻。先冷冻再解冻，在这个过程中菌菇类的细胞会被破坏，却也能因此增加美味成分和营养价值。蟹味菇不用洗，去掉根部，切成合适大小装入保鲜袋就可以直接冷冻了。方便处理和保存也是菌菇类的优点之一。

大家如果重新审视一下自己所需的营养素就会发现，如今应该补充的是帮助生成肌肉和燃烧脂肪的营养素，而不是会变成热量和脂肪的营养素。

构成人体组织的主要营养素是蛋白质和脂肪。因此大家要学会广泛使用生鲜蔬菜以及其他各种可储存食材，既要确保口感，同时又能巧妙全面地补充这两种营养素。

减糖饮食的关键在于多吃形成人体组织结构的重要成分——蛋白质。

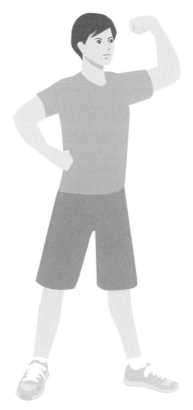

进行肌肉锻炼等运动，也要注意多补充蛋白质。

# 想维持健康，你该吃什么蔬菜，不该吃什么蔬菜

在实施减糖饮食的过程中，一个典型的思维定式就是蔬菜是健康食材，随便什么蔬菜多吃准没错。

其实，蔬菜中也有许多碳水化合物含量很高的种类，还有一些蔬菜会因烹饪方式不当造成营养价值流失。

蔬菜中碳水化合物含量高的代表有莲藕和洋葱等。另外，番茄、胡萝卜和南瓜等暖色系蔬菜中碳水化合物含量也较高，所以在减糖饮食期间，这些蔬菜作为菜品的颜色点缀，少量加入就可以了。

在这里我还得提醒大家，一定要谨慎对待果蔬饮料和蔬菜汤。

为什么这么说呢？比如说要吃下一个稍微大一点的番茄，总是要花一点时间的，但是喝下一瓶番茄汁却是眨眼间的事儿。通过这种方式补充的营养瞬间就被身体吸收了，血糖值也随之"噌"的一下上升。所以"喝"蔬菜只能作为偶尔的放纵，还是要以"嚼"蔬菜为主呀！

蔬菜中我非常想给大家推荐菠菜、油菜和西蓝花等深绿色蔬菜。因为它们不仅富含能保护器官黏膜的β-胡萝卜素，还含有丰富的叶酸和维生素C，而且能冷冻保存，随用随取。

## 熟悉各种蔬菜的特性

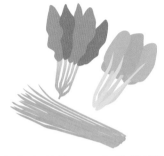

深绿色蔬菜 ➡ 十分推荐

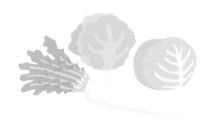

浅色蔬菜 ➡ 生吃最佳

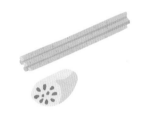

根茎类 ➡ 适量摄入

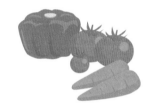

暖色系蔬菜 ➡ 颜色点缀

深绿色蔬菜的营养素不会因高温加热而流失，把橄榄油倒入热锅里放入蔬菜后晃动几下，或者在蔬菜上加一点奶酪用烤箱稍微烤一下就可以吃，做法很多，乐趣无穷。

像圆白菜、生菜、黄瓜等浅色蔬菜，生吃最佳。如果把这些蔬菜煮到软烂，会损害里面的酶和其他营养成分，最后剩下的可能也只有碳水化合物和膳食纤维了。

关于这类蔬菜我建议凉拌或焯水，这样做既能保留爽脆的口感又能让人品尝到它们原有的清香。

# 当你非常想吃米饭的时候怎么办

当你非常想吃米饭又必须要减糖时，有一个解决办法就是更换目前所食用米的种类以及烹饪方法。

从抑制血糖值上升的角度来说，一般糙米要优于大米。大米也有分类，食用黏性较弱又有嚼劲的大米，比食用口感软糯的大米，血糖值上升得要慢。

那么，刚出锅的热气腾腾的米饭和冷却至常温的米饭，该如何选择呢？答案是选后者。

大米中的淀粉会在冷却后转化成抗性淀粉（难消化淀粉）。这种成分不会使血糖值快速升高，也很难消化吸收。把做好的米饭放进冰箱冷冻后再常温解冻，效果更明显。

根据以上观点，我给大家推荐一些常温米饭的食谱：①把糙米饭捏成饭团；②用笋类、菌菇类等和黏性弱的大米做盖浇饭；③用不加糖的寿司饭做押寿司和散寿司。

尽管冷却后的米饭不那么容易使血糖值快速升高，但也需注意适量摄取。特别是在会因运动量减少而导致肥胖的特殊时期，大家要有意

## 今天就想吃米饭

**推荐以下方法**

- 用糙米饭做饭团；

- 用黏性弱的大米和笋类、菌菇类等做盖浇饭；

- 用不加糖的寿司饭做押寿司和散寿司。

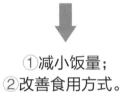

①减小饭量；
②改善食用方式。

识地对作为热量来源的主食进行以下调整：①减小饭量；②改善食用方式。

如果觉得吃多了，餐后可适当进行不会对内脏造成负担的慢走等运动，只要做到"管住嘴、迈开腿"，就能有效防止脂肪堆积。

# 当你非常想吃油炸食品的时候怎么办

炸鸡块、炸猪排、炸薯条、天妇罗等油炸食品中的过氧化脂质会引起肠道和黏膜炎症，外面包裹的面糊是用面包糠和面粉调制而成的，碳水化合物含量也不容小觑。

如果要求完全不吃油炸食品，肯定会有人难以割舍。既然如此，就不要在外面买现成的了，自己亲手制作也乐趣无穷。

先从炸鸡开始。在挂糊之前注意仔细把腌制过的鸡肉上的汁水擦干，这样用面粉或者淀粉就能给鸡肉挂上一层较薄的面糊。一片300克左右的鸡肉用一大勺面粉或淀粉就足够了，这样碳水化合物也能控制在7克左右。面糊越薄，吸油量越少，这样做出来的油炸食物既不油腻，又香脆可口。

做油炸食物最好使用油酸含量丰富的菜子油，用平价橄榄油也可以。需要注意的是，为避免摄入过氧化脂质，一锅油不可重复使用。

接下来，炸猪排的面糊也稍微调整一下。在一大勺面包糠里加入一大勺帕尔玛奶酪，这样既能减少面包糠的用量，又能增加一些意式炸肉排的风味。

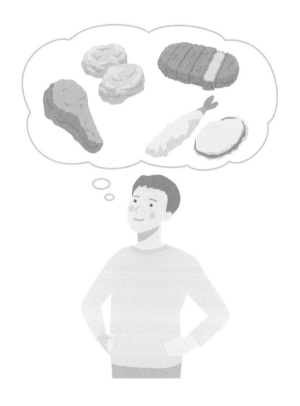

　　另外，用芝麻代替面包糠也能做出香气四溢又极具风味的油炸食品、用杏仁碎裹住海虾放入油锅就能做出新颖的炸虾。

　　只要肯动脑筋，油炸食品能吃出各种新意。不过高温油炸确实会产生致癌物，因此现在世界范围内选择减糖和抗氧化烹饪方式的人也越来越多了。

　　你是不是也考虑从现在开始开动脑筋，以健康的方式与油炸食品和谐相处呢？

# 甜食和酒水也不是"禁物"

我想一定会有人在减糖饮食期间也想吃甜食，想尝尝甜味儿，这时可以试试市面上常见的低糖甜味剂。

近年来，低糖甜味剂的品种越来越多，其中有不少含有大量的食品添加剂。大家一定要选择那些没有使用防腐剂的天然无添加产品，不要选择合成甜味剂。

要是打算自己动手做甜品，下面这款豆渣巧克力蛋糕一定不要错过。在新鲜豆渣、鸡蛋、纯可可粉和泡打粉中加入低糖甜味剂后充分搅拌，然后将其倒入烤盘中放入烤箱烤好即可。这是一款操作起来非常简单，同时又能满足口腹之欲的美妙甜品。

除了甜品，低糖甜味剂还能用来给炖煮食物调味或者加在寿喜烧的汤汁里。完全不必因为在减糖期，就要忍受不能吃甜的痛苦。

各种酒水也一样，即使是减糖期间，也有人难以割舍。其实只要选择白酒、威士忌、白兰地等无糖的蒸馏酒，以乌龙茶、绿茶等任意你喜欢的茶水一起调制即可适量饮用。

而像黄酒、啤酒等酿造酒则不建议饮用，不过最近市面上也有许多无糖发泡酒可供选择。

酿造酒中葡萄酒是一个例外。有许多类型的葡萄酒特别是干红含有丰富的葡萄多酚，适量饮用干红不仅不会使血糖值上升，还有助预防动脉硬化，保持身体健康。

无论饮用哪种酒，都要把握适量原则。一旦过量，大脑就会忍不住想吃碳水化合物，也就很难抵挡住米饭和拉面等的诱惑。现在宅家自饮、开视频对饮等非常普遍，这样虽轻松自在，却容易暴饮暴食，一定要当心呀！

---

**低糖佐酒小菜——宅家自饮和外出聚会的最佳选择！**

- 肉类：烤鸡肉串、清蒸鸡肉拌蔬菜沙拉、煎小块牛排、熟牛肉切片、现磨姜蓉炒肉片。

- 海鲜类：刺身、原味烤鱼块、酒蒸贝类、鱿鱼干和鲑鱼条等风干海味、鱼罐头等。

- 蛋类：煮鸡蛋、鸡蛋羹、日式蛋卷、蛋包饭。

- 大豆制品：调味嫩豆腐、盐水煮毛豆、纳豆、蔬菜拌豆腐、煮豆腐等。

- 其他：生吃蔬菜条、木鱼花调味焯水蔬菜、醋渍裙带菜、法式炒蘑菇、煮魔芋、坚果类等。

*如果喝酒之后没有逃过碳水化合物的引诱，那么第二天的早餐就要严格减糖，对一天摄取的食物总量进行调整。

# 减糖有助于调节免疫力

　　大家现在都很重视免疫力的问题。从饮食方面来看，保持肠道健康是调节免疫力的重要一环。之所以这么说，是因为全身百分之七十的免疫细胞都集中在肠道。

　　面粉中的麸质、牛奶和奶酪中的酪蛋白、氧化的食用油，以及食物中的残留的农药和添加剂中的化学物质等都会加重肠道负担，造成肠道损伤，因此吃啥都要适量。

　　另外，要多选择对肠道有益的食物。像纳豆、大豆酱等不含麸质的发酵食品，以及别的富含膳食纤维的食物，都对改善肠道内环境有益。

　　维生素A和锌对于维持肠壁健康至关重要，要善于从每天的饮食中补充这两种元素。维生素A也被称为"黏膜维生素"，人的眼睛、口腔、肠胃、肺和支气管中都覆盖着大面积的黏膜组织，维生素A可以说是维护黏膜健康的"守护神"。

　　缺乏维生素A会导致黏膜干燥，这样细菌和病毒就极易入侵呼吸器官。

　　优质的红肉、鳗鱼等鱼类、生蚝和扇贝等贝类、黄绿色蔬菜（如胡

## 调节免疫力的主要营养元素

- 蛋白质＝肉类、鱼类、鸡蛋、大豆食品

- 维生素A、锌、$\beta$-胡萝卜素＝高品质的红肉、鱼类、贝类、黄绿色蔬菜、海藻类

- $n$-3系多价不饱和脂肪酸＝所有鱼类

- 维生素E＝大豆、杏仁等坚果类、牛油果等脂质类食品、黄绿色蔬菜

- 胆固醇＝鱼子、鸡蛋

- $\beta$葡聚糖＝菌菇类

- 维生素C＝红甜椒、西蓝花、柑橘类等

萝卜）、海藻类等都含有维生素A（具体来说，是维生素A醇或胡萝卜素，进入体内可转化成维生素A）和锌。

补充与免疫力息息相关的营养素，也就是说要多吃富含蛋白质和膳食纤维的食物。

在实施减糖饮食的过程中，可能有人会依赖鱼类和肉类补充蛋白质，其实减糖饮食的基本方针是充分摄入大豆制品、鸡蛋、黄绿色蔬菜、菌菇类、海藻类等，从各种类型的食材中均衡吸收营养，这也是能坚持下去的关键所在。

# 减糖饮食与锻炼相结合，
# 保持健康体魄

　　众所周知，活动量减少会造成体力下降、精神压力上升等问题，有损身心健康。因此一定要注意运动与饮食相结合，力求达到事半功倍的效果。而本书所讲的减糖饮食就是一个很好选择。

　　蛋白质是肌肉和骨骼的主要成分，脂肪是构成细胞膜的主要成分，这些都是身体离不开的营养素，并且它们也有预防肌肉拉伤和骨折、加快疲劳恢复的作用，而主张以多吃菜来代替主食的减糖饮食可以充分补充这两种营养素。坚持减糖饮食会带给大家的惊喜是：与之前以碳水化合物为主的饮食方式相比，脂肪会掉得更快。过分依赖米饭和面食的饮食习惯，会让人每天吃下去的食物中充斥着大量的碳水化合物，这样会导致维持身体正常机能的其他营养素严重不足。长此以往，随着基础代谢速率降低，脂肪将更难燃烧。现在很多人越来越宅，运动量和活动量也随之减少，再持续这种饮食方式，已经不只是不健康了，而是已经到了会造成肥胖和各种疾病的程度，危险性极大。减糖饮食不仅能让大家越来越健康，从增强肌肉力量和提高身体机能的角度来看，它也是"健身餐"。刚开始可以只对早餐进行调整。坚持半年、一年，不管是外表还是内在，都会产生积极的变化。

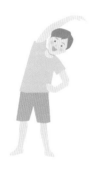

减糖饮食

增加蛋白质摄取量

多补充维生素、
矿物质等

结合运动，生活状态
全面提升

# 食品碳水化合物含量表 [①]

| | | 用量 | 可食用重量（克） | 碳水化合物含量（克） | 热量（千卡） | 每100克碳水化合物含量（克） |
|---|---|---|---|---|---|---|
| 谷物类 | 面粉类 | | | | | |
| | 小麦粉（代表值） | 1大勺 | 9 | 6.6 | 32 | 74.1 |
| | 苦荞麦粉 | 1大勺 | 8 | 5.2 | 25 | 66 |
| | 小麦淀粉 | 1大勺 | 9 | 7.7 | 31 | 86 |
| | 麸皮 | 1大勺 | 3 | 1.8 | 8 | 61.4 |
| | 主食类 | | | | | |
| | 烙饼 | 1片 | 80 | 42.3 | 154 | 52.9 |
| | 花卷 | 1个 | 80 | 36.4 | 171 | 45.6 |
| | 油条 | 1个 | 30 | 15.3 | 116 | 51 |
| | 馒头 | 1个 | 100 | 47 | 223 | 47 |
| | 烧饼（加糖） | 1个 | 80 | 50 | 238 | 62.7 |
| | 面条类 | | | | | |
| | 手擀面 | 1份 | 200 | 131.2 | 602 | 65.6 |
| | 挂面 | 1份 | 100 | 74.7 | 363 | 74.7 |
| | 通心面 | 1把 | 50 | 37.9 | 175 | 75.8 |
| | 荞麦面（干） | 1份 | 70 | 49.1 | 238 | 70.2 |
| | 龙须面（素） | 1把 | 100 | 75.7 | 359 | 75.7 |
| | 米类 | | | | | |
| | 糙米 | 1杯 | 150 | 112.5 | 522 | 75 |
| | 稻米（代表值） | 1杯 | 160 | 123.5 | 553 | 77.2 |
| | 粳米 | 1杯 | 150 | 116.1 | 517 | 77.4 |
| | 大米饭 | 1碗 | 150 | 38.8 | 174 | 25.9 |
| | 黑米 | 1杯 | 150 | 108.3 | 511 | 72.2 |
| | 糯米（江米） | 1杯 | 150 | 117.4 | 525 | 78.3 |
| | 粳米饭 | 1碗 | 100 | 26.2 | 118 | 26.2 |
| | 粳米粥 | 1碗 | 200 | 19.8 | 92 | 9.9 |
| | 河粉 | 1份 | 50 | 39.6 | 179 | 79.2 |
| | 米粉 | 1把 | 80 | 68.6 | 279 | 85.8 |
| | 其他 | | | | | |
| | 燕麦 | 1杯 | 100 | 77.4 | 338 | 77.4 |
| | 藜麦 | 1杯 | 50 | 28.9 | 178 | 57.8 |

[①] 表中碳水化合物含量保留到小数点后1位，小于0.1即按"0"计算；表中热量数据保留到个位数，小于1即按"0"计算。——编者注

| | | 用量 | 可食用重量（克） | 碳水化合物含量（克） | 热量（千卡） | 每100克碳水化合物含量（克） |
|---|---|---|---|---|---|---|
| 薯类 | 粉丝 | 1盘（醋拌） | 50 | 41.8 | 169 | 83.7 |
| | 粉条 | 1包（中等） | 200 | 168.4 | 676 | 84.2 |
| | 红薯 | 1个（中等） | 200 | 50.4 | 212 | 25.2 |
| | 土豆 | 1个（中等） | 150 | 26.7 | 121 | 17.8 |
| 豆类 | 红小豆（干） | 1杯 | 80 | 50.7 | 259 | 63.4 |
| | 红豆沙（去皮） | 1大勺 | 12 | 6.8 | 29 | 57.1 |
| | 红小豆粥 | 1碗 | 210 | 28.7 | 130 | 13.7 |
| | 红豆馅 | 1大勺 | 23 | 14.1 | 60 | 61.7 |
| | 黑豆（干） | 1杯 | 80 | 26.8 | 320 | 33.6 |
| | 大豆（干） | 1杯 | 80 | 27.3 | 312 | 34.2 |
| | 大豆粉 | 1大勺 | 7 | 2.6 | 30 | 37.6 |
| | 油豆腐 | 1片 | 30 | 1.4 | 73 | 4.9 |
| | 腐竹 | 1小段 | 30 | 6.6 | 138 | 22.3 |
| | 南豆腐 | $1/3\sim1/2$块 | 100 | 1.9 | 43 | 3.9 |
| | 北豆腐 | $1/3\sim1/2$块 | 100 | 1.5 | 58 | 3.0 |
| | 内脂豆腐 | 1片 | 20 | 0.6 | 10 | 3.3 |
| | 素火腿 | 1根 | 100 | 4.8 | 213 | 4.8 |
| | 素鸡 | 1份 | 100 | 2.3 | 194 | 4.2 |
| | 原味豆浆 | 1杯 | 210 | 2.5 | 65 | 1.2 |
| | 新鲜豆腐丝 | 1份 | 100 | 6.2 | 203 | 6.2 |
| | 干豆腐丝 | 1份 | 100 | 3.7 | 451 | 3.7 |
| 坚果类 | 杏仁（干） | 10颗 | 15 | 3.5 | 86 | 23.9 |
| | 腰果（熟） | 10颗 | 15 | 3 | 92 | 20.4 |
| | 核桃（干） | 1颗 | 6 | 1.1 | 38 | 19.1 |
| | 花生（炒） | 10颗 | 9 | 2.1 | 54 | 23.8 |

| | | 用量 | 可食用重量（克） | 碳水化合物含量（克） | 热量（千卡） | 每100克碳水化合物含量（克） |
|---|---|---|---|---|---|---|
| 坚果类 | 开心果（熟） | 10颗 | 4 | 0.8 | 25 | 21.9 |
| | 榛子（炒） | 10颗 | 20 | 2.6 | 122 | 13.1 |
| | 南瓜子（炒） | 10颗 | 3 | 0.2 | 17 | 7.9 |
| | 葵花子（炒） | 1大勺 | 9 | 1.5 | 56 | 17.3 |
| | 松子（炒） | 1大勺 | 6 | 1.2 | 38 | 21.4 |
| | 白果（干） | 5颗 | 10 | 7.2 | 35 | 72.6 |
| | 栗子（干） | 1颗 | 15 | 7.8 | 34 | 78.4 |
| | 栗子（熟） | 1颗 | 15 | 4.6 | 21 | 46 |
| | 芝麻（白） | 1大勺 | 5 | 1.5 | 26 | 31.5 |
| | 花生酱芝麻（黑） | 1大勺 | 5 | 1.2 | 27 | 24 |
| 蔬菜类 | 芦笋（绿） | 1根（中等） | 100 | 3.3 | 19 | 3.3 |
| | 芦笋（紫） | 1根（中等） | 100 | 3.4 | 22 | 3.4 |
| | 毛豆（鲜） | 10个 | 20 | 2.1 | 26 | 10.5 |
| | 百合（鲜） | 1大勺 | 50 | 19.4 | 83 | 38.8 |
| | 秋葵 | 1个 | 10 | 0.6 | 2 | 6.2 |
| | 南瓜（鲜） | 1块 | 200 | 10.6 | 46 | 5.3 |
| | 菜花 | 1棵 | 200 | 8.4 | 40 | 4.2 |
| | 圆白菜 | 1个（中等） | 500 | 23 | 120 | 4.6 |
| | 黄瓜 | 1根（中等） | 100 | 2.9 | 16 | 2.9 |
| | 新鲜豌豆（带荚） | 1大把 | 50 | 10.6 | 55 | 21.2 |
| | 水芹菜 | 1根 | 50 | 0.9 | 6 | 1.8 |
| | 苦瓜 | 1根（中等） | 150 | 7.3 | 33 | 4.9 |
| | 牛蒡叶 | 1小把 | 100 | 5.1 | 42 | 5.1 |
| | 油菜 | 1棵 | 45 | 0.9 | 6 | 2 |
| | 荷兰豆 | 1把 | 50 | 2.4 | 15 | 4.9 |
| | 莴苣菜 | 1片 | 10 | 0.2 | 1 | 2.9 |
| | 甜椒 | 1个 | 40 | 1.5 | 7 | 18 |

| | 用量 | 可食用重量（克） | 碳水化合物含量（克） | 热量（千卡） | 每100克碳水化合物含量（克） |
|---|---|---|---|---|---|
| 茼蒿 | 1棵 | 30 | 1.1 | 7 | 3.9 |
| 姜（鲜） | 1块 | 50 | 5.1 | 23 | 10.3 |
| 西葫芦 | 1个 | 140 | 5.3 | 26 | 3.8 |
| 芹菜（茎） | 1根 | 65 | 2 | 8 | 3.1 |
| 白萝卜缨 | 1把（一根白萝卜） | 200 | 3.4 | 34 | 1.7 |
| 白萝卜（鲜） | 1根（中等） | 150 | 6 | 24 | 4.0 |
| 竹笋（鲜） | 1根（小） | 50 | 1.8 | 11 | 3.6 |
| 洋葱 | 1个（中等） | 200 | 18 | 80 | 9.0 |
| 小白菜 | 1棵 | 85 | 2 | 11 | 2.4 |
| 娃娃菜 | 1棵 | 200 | 4.8 | 26 | 2.4 |
| 番茄 | 1个（中等） | 150 | 4.9 | 22 | 3.3 |
| 圣女果 | 1个 | 10 | 0.5 | 2 | 5.8 |
| 茄子 | 1个 | 100 | 4.9 | 23 | 4.9 |
| 大葱 | 1小段 | 20 | 1.1 | 5 | 5.8 |
| 韭菜 | 1把 | 100 | 4.5 | 25 | 4.5 |
| 胡萝卜（红） | 1根 | 100 | 8.8 | 39 | 8.8 |
| 胡萝卜（黄） | 1根 | 100 | 10.2 | 46 | 10.2 |
| 大蒜（白皮） | 1头 | 50 | 13.8 | 64 | 27.6 |
| 蒜薹 | 1把 | 200 | 30.8 | 132 | 15.4 |
| 大白菜 | 1片 | 10 | 0.3 | 2 | 3.4 |
| 西芹 | 1根 | 50 | 2.4 | 8 | 4.8 |
| 青椒（尖） | 1个 | 20 | 1 | 4 | 5.2 |
| 柿子椒 | 1个 | 30 | 1.1 | 5 | 3.8 |
| 西蓝花 | 1个 | 200 | 7.4 | 54 | 3.7 |
| 菠菜 | 1棵（小） | 10 | 0.4 | 2 | 4.5 |
| 黄豆芽 | 1杯 | 50 | 2.2 | 23 | 4.5 |
| 绿豆芽 | 1杯 | 50 | 1.3 | 8 | 2.6 |
| 生菜 | 5片 | 50 | 5.5 | 6 | 1.1 |

蔬菜类

| | | 用量 | 可食用重量（克） | 碳水化合物含量（克） | 热量（千卡） | 每100克碳水化合物含量（克） |
|---|---|---|---|---|---|---|
| 腌菜类 | 榨菜 | 1大勺 | 15 | 0.9 | 4 | 6.5 |
| | 糖蒜 | 1大勺 | 15 | 4 | 17 | 27.6 |
| | 腌芥菜头 | 1大勺 | 15 | 1.3 | 6 | 9.3 |
| | 萝卜干 | 1大勺 | 15 | 2 | 10 | 14.6 |
| | 腌韭菜花 | 1大勺 | 12 | 0.3 | 2 | 2.8 |
| | 腌雪里红 | 1大勺 | 18 | 0.9 | 5 | 5.4 |
| 水果类 | 石榴 | 1个 | 100 | 18.5 | 72 | 18.5 |
| | 桑葚 | 1小把 | 100 | 13.8 | 57 | 13.8 |
| | 猕猴桃 | 1个 | 85 | 12.3 | 51 | 14.5 |
| | 葡萄柚 | 1个 | 300 | 23.4 | 99 | 7.8 |
| | 樱桃 | 1小把 | 100 | 10.2 | 46 | 10.2 |
| | 西瓜 | 1/8块（小） | 150 | 10.2 | 46 | 6.8 |
| | 梨 | 1个（中等） | 100 | 13.1 | 51 | 13.1 |
| | 雪花梨 | 1个（中等） | 200 | 21.2 | 84 | 10.6 |
| | 橙 | 1个（中等） | 200 | 22.2 | 96 | 11.1 |
| | 菠萝 | 1片（切成圆片，1厘米厚） | 30 | 3.2 | 13 | 10.8 |
| | 菠萝蜜 | 1小块 | 100 | 25.7 | 105 | 25.7 |
| | 香蕉 | 1根（中等） | 100 | 20.8 | 86 | 20.8 |
| | 柠檬 | 1个 | 100 | 6.2 | 37 | 6.2 |
| | 巨峰葡萄 | 10颗（中等） | 100 | 12 | 51 | 12 |
| | 橘子 | 1个 | 80 | 7.8 | 33 | 9.8 |
| | 哈密瓜 | 1个 | 500 | 39.5 | 170 | 7.9 |
| | 桃 | 1个（中等） | 150 | 15.1 | 63 | 10.1 |
| | 荔枝 | 1颗 | 15 | 2.4 | 10 | 16.6 |
| | 木瓜 | 1个 | 200 | 14.4 | 60 | 7.2 |
| | 苹果 | 1个（中等） | 100 | 13.7 | 53 | 13.7 |

| | | 用量 | 可食用重量（克） | 碳水化合物含量（克） | 热量（千卡） | 每100克碳水化合物含量（克） |
|---|---|---|---|---|---|---|
| 水果类 | 枇杷 | 1小把 | 100 | 9.3 | 41 | 9.3 |
| | 白橄榄 | 1颗 | 10 | 1.5 | 5 | 15.1 |
| | 西梅 | 1颗 | 8 | 0.8 | 3 | 10.3 |
| | 柿饼 | 1个 | 40 | 25.1 | 102 | 62.8 |
| | 葡萄干 | 1大勺 | 10 | 8.3 | 34 | 83.4 |
| | 椰浆 | 1杯 | 200 | 62.6 | 482 | 31.3 |
| | 芒果 | 1个 | 100 | 8.3 | 35 | 8.3 |
| 菌菇类 | 金针菇（鲜） | 1袋 | 100 | 6 | 32 | 6 |
| | 杏鲍菇 | 1根 | 20 | 1.6 | 7 | 8.3 |
| | 木耳（干） | 1把 | 50 | 32 | 132 | 65.6 |
| | 香菇（鲜） | 1个 | 10 | 0.5 | 2 | 5.2 |
| | 香菇（干） | 1个 | 3 | 1.8 | 8 | 61.7 |
| | 竹荪（干） | 1包 | 90 | 54 | 223 | 60.3 |
| | 口蘑 | 1个 | 15 | 4.7 | 41 | 31.6 |
| | 松茸（干） | 1根（中等） | 30 | 14.4 | 62 | 48.2 |
| 藻类 | 发菜（干） | 1小把 | 50 | 30.4 | 128 | 60.8 |
| | 海带（鲜） | 1小把 | 100 | 211 | 13 | 2.1 |
| | 海带（浸） | 1小把 | 50 | 1.5 | 8 | 3 |
| | 琼脂条 | 1碟 | 50 | 38.1 | 155 | 76.3 |
| | 紫菜（干） | 1大勺 | 4 | 1.7 | 1 | 44.1 |
| | 海带菜（鲜） | 1小把 | 50 | 7.6 | 56 | 15.3 |
| | 裙带菜（干） | 1把 | 20 | 8.3 | 43 | 41.5 |
| 鱼贝类 | 鲤鱼 | 1块 | 100 | 0.5 | 109 | 0.5 |
| | 海鳗 | 1条 | 60 | 0.3 | 73 | 0.5 |
| | 沙丁鱼 | 1条 | 10 | 0 | 8 | 0 |
| | 鳗鱼（红烧） | 1块 | 100 | 9.5 | 211 | 9.5 |
| | 草鱼 | 1块 | 100 | 0.5 | 96 | 0.5 |

| | | 用量 | 可食用重量<br>（克） | 碳水化合物<br>含量（克） | 热量<br>（千卡） | 每100克碳水<br>化合物含量（克） |
|---|---|---|---|---|---|---|
| 鱼贝类 | 鲢鱼 | 1块 | 80 | 0 | 67 | 0 |
| | 带鱼 | 1块 | 80 | 2.4 | 101 | 3.1 |
| | 罗非鱼 | 1块 | 100 | 2.8 | 98 | 2.8 |
| | 鲅鱼 | 1块 | 100 | 2.1 | 121 | 2.1 |
| | 鲳鱼 | 1块 | 80 | 4.7 | 119 | 5.9 |
| | 鳜鱼 | 1块 | 80 | 0 | 93 | 0 |
| | 小黄花鱼 | 1条 | 100 | 0 | 114 | 0 |
| | 大黄花鱼 | 1条 | 500 | 4 | 485 | 0.8 |
| | 海鲈鱼 | 1块 | 80 | 0.3 | 89 | 0.4 |
| | 鲷鱼 | 1块 | 80 | 2.1 | 84 | 2.7 |
| | 鱼子酱 | 1小罐 | 100 | 24.7 | 201 | 24.7 |
| | 鱼排 | 1块 | 100 | 24.5 | 160 | 24.5 |
| | 鳕鱼 | 1块 | 100 | 0.5 | 88 | 0.5 |
| | 鲫鱼 | 1条 | 240 | 1.6 | 213 | 0.7 |
| | 金枪鱼肉 | 1块（刺身） | 70 | 0.7 | 71 | 1.1 |
| | 金枪鱼（油浸） | 1小罐 | 80 | 0 | 151 | 0 |
| | 金枪鱼（盐水浸） | 1小罐 | 80 | 0 | 79 | 0 |
| | 蛤蜊 | 1小碗 | 200 | 5.6 | 124 | 2.8 |
| | 海蚌 | 1小碗 | 200 | 11 | 102 | 5.5 |
| | 海螺 | 1个 | 30 | 1.9 | 30 | 6.6 |
| | 蚬子 | 10个 | 8 | 0.1 | 3.7 | 1.7 |
| | 蛏子 | 1小碗 | 200 | 2.2 | 134 | 1.1 |
| | 文蛤 | 1个 | 12 | 0.3 | 6 | 3.2 |
| | 扇贝（新鲜） | 1个 | 50 | 1.3 | 30 | 2.6 |
| | 扇贝（干） | 1小罐 | 100 | 5.1 | 264 | 5.1 |
| | 基围虾 | 1小碗 | 200 | 7.8 | 202 | 3.9 |
| | 大闸蟹 | 1只 | 100 | 0.6 | 156 | 0.6 |

| | | 用量 | 可食用重量（克） | 碳水化合物含量（克） | 热量（千卡） | 每100克碳水化合物含量（克） |
|---|---|---|---|---|---|---|
| 鱼贝类 | 风干鱿鱼 | 1片 | 100 | 7.8 | 313 | 7.8 |
| | 章鱼 | 1条 | 150 | 21 | 202 | 14 |
| | 虾皮 | 1小勺 | 10 | 0.2 | 15 | 2.5 |
| | 蟹黄 | 1小勺 | 20 | 0.2 | 51 | 1.2 |
| | 虾丸 | 3粒 | 50 | 8.3 | 76 | 16.7 |
| | 文蛤丸 | 3粒 | 50 | 7.9 | 105 | 15.8 |
| | 鱼丸 | 3粒 | 50 | 6.3 | 53 | 12.7 |
| 肉类 | 牛肩肉 | 1片 | 50 | 0 | 171 | 0 |
| | 牛腩 | 1片（1厘米厚） | 200 | 0 | 664 | 0 |
| | 牛肉（代表值） | 1块 | 100 | 0.5 | 160 | 0.5 |
| | 牛里脊 | 1片（1厘米厚） | 100 | 2.4 | 107 | 2.4 |
| | 牛后腿肉 | 1片（薄） | 100 | 1.1 | 106 | 1.1 |
| | 鸡胸脯肉 | 1块 | 100 | 0.6 | 118 | 0.6 |
| | 鸡翅 | 1个 | 50 | 2.7 | 101 | 5.5 |
| | 鸡肝 | 1块（鸡蛋大小） | 50 | 1.4 | 60 | 2.8 |
| | 鸡血 | 1块 | 200 | 8.2 | 98 | 4.1 |
| | 鸡胗 | 1个 | 20 | 0.8 | 23 | 4.0 |
| | 鸡腿 | 1个 | 100 | 0 | 146 | 0 |
| | 鸡肉松 | 1勺 | 20 | 13.1 | 88 | 65.8 |
| | 羊肉 | 1片（薄） | 30 | 0.4 | 41 | 1.6 |
| | 猪脑 | 1片（薄） | 30 | 0 | 39 | 0 |
| | 猪五花肉 | 1片（薄） | 20 | 0 | 69 | 0 |
| | 猪肉 | 1块（鸡蛋大小） | 50 | 0 | 165 | 0 |
| | 猪里脊 | 1片（1厘米厚） | 30 | 0 | 45 | 0.4 |
| | 猪后腿肉 | 1片（炸猪排用） | 40 | 0 | 128 | 0 |
| | 广东香肠 | 1根（中等） | 100 | 6.4 | 433 | 6.4 |
| | 腊肠 | 1根 | 100 | 15.3 | 584 | 15.3 |

| | | 用量 | 可食用重量（克） | 碳水化合物含量（克） | 热量（千卡） | 每100克碳水化合物含量（克） |
|---|---|---|---|---|---|---|
| 肉类 | 火腿肠 | 1根 | 100 | 8.8 | 215 | 8.8 |
| | 火腿 | 1片 | 10 | 0.4 | 33 | 4.9 |
| | 金华火腿 | 1片 | 10 | 0 | 31 | 0.1 |
| | 培根 | 1片 | 20 | 0.5 | 36 | 2.6 |
| | 午餐肉 | 1块 | 50 | 6 | 114 | 12 |
| | 酱牛肉 | 1块 | 100 | 0 | 229 | 0 |
| | 叉烧肉 | 1片 | 15 | 0.9 | 29 | 6 |
| | 鹅肝 | 1块 | 50 | 4.6 | 64 | 9.3 |
| | 牛肉干 | 1片 | 15 | 0.2 | 82 | 1.9 |
| 蛋类 | 鸡蛋 | 1个 | 50 | 1.2 | 69 | 2.4 |
| | 鹌鹑蛋 | 1个 | 10 | 0.2 | 16 | 2.1 |
| | 皮蛋 | 1个 | 55 | 2.4 | 94 | 4.5 |
| 乳制品 | 奶酪（干酪） | 1块 | 100 | 0.5 | 49 | 3.5 |
| | 低脂奶酪 | 1块 | 100 | 12.6 | 241 | 12.6 |
| | 硬质干酪 | 1块 | 100 | 0.1 | 411 | 0.1 |
| | 奶豆腐（鲜） | 1块 | 100 | 12.5 | 305 | 12.5 |
| | 奶疙瘩（干酸奶） | 1块 | 100 | 17.7 | 426 | 17.7 |
| | 奶片 | 1片 | 5 | 2.9 | 23 | 59.3 |
| | 炼乳 | 1大勺 | 10 | 5.5 | 33 | 55.4 |
| | 纯牛奶 | 1杯 | 200 | 9.8 | 130 | 4.9 |
| | 低脂牛奶 | 1杯 | 200 | 9.6 | 94 | 4.8 |
| | 奶油 | 1小杯 | 100 | 1.7 | 785 | 1.7 |
| | 黄油 | 1块 | 100 | 6.2 | 888 | 0 |
| | 酸奶 | 1杯 | 200 | 25.8 | 172 | 12.9 |

| | | 用量 | 可食用重量（克） | 碳水化合物含量（克） | 热量（千卡） | 每100克碳水化合物含量（克） |
|---|---|---|---|---|---|---|
| 油脂类 | 橄榄油 | 1大勺 | 12 | 0 | 107 | 0 |
| | 花生油 | 1大勺 | 12 | 0 | 107 | 0 |
| | 芝麻油 | 1大勺 | 12 | 0 | 107 | 0.2 |
| | 色拉油 | 1大勺 | 12 | 0 | 107 | 0 |
| 零食 | 冰激凌 | 1杯 | 200 | 34.6 | 254 | 17.3 |
| | 冰棍 | 1个 | 200 | 21 | 94 | 10.5 |
| | 巧克力 | 1颗 | 10 | 5.3 | 58 | 53.4 |
| 调味料·香辛料类 | 酱油 | 1大勺 | 18 | 1.8 | 11 | 10.1 |
| | 豆瓣酱 | 1大勺 | 18 | 3 | 32 | 17.1 |
| | 番茄酱 | 1大勺 | 15 | 2.5 | 15 | 16.9 |
| | 花生酱 | 1大勺 | 15 | 3.7 | 90 | 25.3 |
| | 甜面酱 | 1大勺 | 18 | 5.1 | 25 | 28.5 |
| | 白醋 | 1大勺 | 16 | 0 | 0.9 | 0 |
| | 草莓酱 | 1大勺 | 12 | 7.9 | 32 | 66.3 |
| | 辣椒酱 | 1大勺 | 12 | 0.3 | 4 | 3.2 |
| | 陈醋 | 1大勺 | 15 | 2.6 | 17 | 17.9 |
| | 黑醋 | 1大勺 | 15 | 2.7 | 13 | 18.5 |
| | 腐乳（白） | 1块 | 10 | 0.4 | 13 | 4.8 |
| | 腐乳（红） | 1块 | 10 | 0.8 | 15 | 8.2 |
| | 腐乳（臭） | 1块 | 10 | 0.3 | 13 | 3.9 |
| 砂糖、甘味类 | 红糖 | 1大勺 | 10 | 9.6 | 38 | 96.6 |
| | 白砂糖 | 1大勺 | 10 | 9.9 | 40 | 99.9 |
| | 绵白糖 | 1大勺 | 10 | 9.8 | 39 | 98.9 |
| | 蜂蜜 | 1大勺 | 20 | 15.1 | 64 | 75.6 |

参考书籍：《减糖饮食手册》（日本ASPECT出版）

**图书在版编目（CIP）数据**

10分钟高效减脂操 /（日）森俊宪著；范文译. —北京：
中国轻工业出版社，2021.7

ISBN 978-7-5184-3517-3

Ⅰ.① 1… Ⅱ.①森…②范… Ⅲ.①减肥 – 健身运动
Ⅳ.① R161

中国版本图书馆 CIP 数据核字（2021）第 100300 号

责任编辑：段亚珍　　责任终审：张乃东　　整体设计：锋尚设计
责任校对：朱燕春　　责任监印：张京华

出版发行：中国轻工业出版社（北京东长安街6号，邮编：100740）
印　　刷：北京博海升彩色印刷有限公司
经　　销：各地新华书店
版　　次：2021年7月第1版第1次印刷
开　　本：720×1000　1/16　印张：5.5
字　　数：100千字
书　　号：ISBN 978-7-5184-3517-3　定价：39.80元
邮购电话：010-65241695
发行电话：010-85119835　传真：85113293
网　　址：http://www.chlip.com.cn
Email：club@chlip.com.cn
如发现图书残缺请与我社邮购联系调换
200867S6X101ZYW